BEI GRIN MACHT SICH IHR WISSEN BEZAHLT

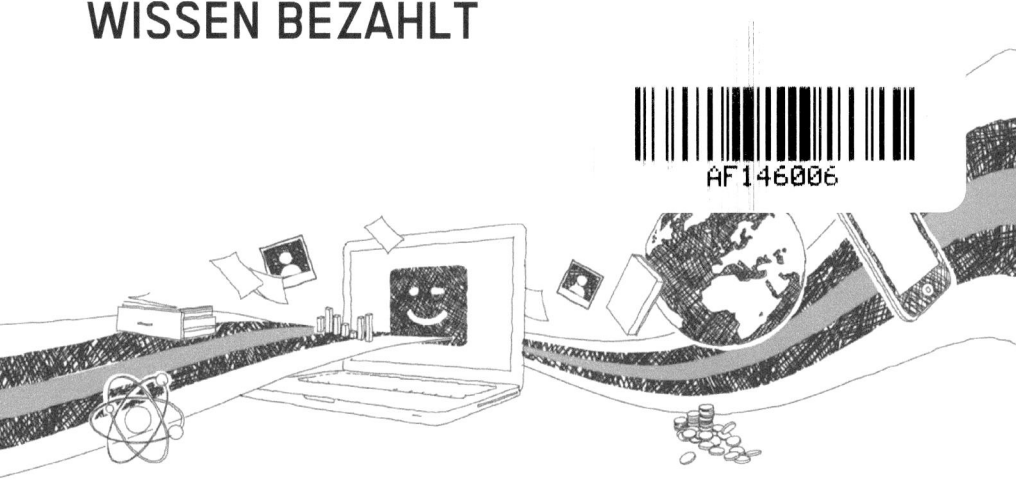

- Wir veröffentlichen Ihre Hausarbeit,
  Bachelor- und Masterarbeit

- Ihr eigenes eBook und Buch -
  weltweit in allen wichtigen Shops

- Verdienen Sie an jedem Verkauf

Jetzt bei www.GRIN.com hochladen und kostenlos publizieren

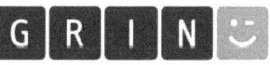

Bibliografische Information der Deutschen Nationalbibliothek:

Die Deutsche Bibliothek verzeichnet diese Publikation in der Deutschen National-
bibliografie; detaillierte bibliografische Daten sind im Internet über http://dnb.d-
nb.de/ abrufbar.

Impressum:

Copyright © 2019 GRIN Verlag
Druck und Bindung: Books on Demand GmbH, Norderstedt Germany
ISBN: 9783668959576

Dieses Buch bei GRIN:

https://www.grin.com/document/490604

Melanie Barthel

Anwendung des Burke-Litwin-Kausalmodells auf die Einführung des DRG Systems in deutschen Krankenhäusern

GRIN Verlag

GRIN - Your knowledge has value

Der GRIN Verlag publiziert seit 1998 wissenschaftliche Arbeiten von Studenten, Hochschullehrern und anderen Akademikern als eBook und gedrucktes Buch. Die Verlagswebsite www.grin.com ist die ideale Plattform zur Veröffentlichung von Hausarbeiten, Abschlussarbeiten, wissenschaftlichen Aufsätzen, Dissertationen und Fachbüchern.

Besuchen Sie uns im Internet:

http://www.grin.com/

http://www.facebook.com/grincom

http://www.twitter.com/grin_com

Hausarbeit

Anwendung des Burke-Litwin-Kausalmodells auf die Einführung des DRG Systems in deutschen Krankenhäusern

abgegeben am 25.Juni 2018 online im eCampus

Modul: Projekt- und Changemanagement

Studiengang: Prävention und Gesundheitspsychologie (M.Sc.)

von Melanie Barthel
Studiengang: Prävention und Gesundheitspsychologie
(M.Sc.)

Abstract

Das Changemanagement betrifft jede Organisation unseres Wirtschaftssystems auf unterschiedliche Art und Weise. Das Burke-Litwin-Modell ist eine Unterstützungsmethode, um Änderungen innerhalb der Organisationen anzuwenden und deren Wirkung zu bestimmen, um daraus passende Konsequenzen ableiten zu können.

Die Einführung des DRG Systems in das deutsche Abrechnungssystem der Krankenhäuser und anderen Diensten, führte zu einer radikalen transformationalen Änderung der Bedingungen innerhalb der einzelnen Organisationen. Neben mehr Arbeitsaufwand, geänderter Arbeitseinteilung, aber auch Personalmangel und Stress, kommen verkürzte Liegedauern bei multimorbiden Patientinnen und Patienten. Anhand des Burke-Litwin-Kausalmodells stellten sich die Faktoren der größten Änderung heraus und können einen Anreiz für zukünftige Änderung auf Ebene der Individualität und des Arbeitsklimas liefern.

Das Burke-Litwin-Kausalmodell bietet eine gute Übersichtlichkeit, bei allerdings vorhandener Komplexität, obgleich die Wirklichkeit durch das Modell schon stark vereinfacht worden ist. Als nicht bewertbar durch das Modell erscheinen die Kommunikation, Globalisierung und Änderungen, die nicht der äußeren Umgebung entsprechen, sondern durch die Führungsebene initiiert worden sind. Es handelt sich um zeitgemäße Einschränkungen.

Eine Weiterentwicklung des Modells mit Anpassung an die heutigen Gegebenheiten erscheint als ausreichend für die weitere Nutzung.

Inhaltsverzeichnis

Abbildungsverzeichnis

1. Einleitung

Veränderungen sind das Gesetz der Natur. Sie können in jedem Schritt des Lebens beobachtet werden, ob im Beruf oder im Privatleben. Die Wirtschaft und damit die jeweilige Organisation ändert sich drastisch aufgrund von Globalisierung, Privatisierung und Liberalität der Regierungspolitik (Burke, 2002, S. 72).

Change-Management bedeutet den Unternehmenswandel zu gestalten. Die stärker werdende Individualisierung von Produkten und Dienstleistungen für die Kundin und den Kunden, bei gleichzeitig größtmöglicher Standardisierung der Produktion und Logistik im Hintergrund, wird mehr und mehr zu einem nicht aufhörenden Stressfaktor. Zu all diesen Faktoren kommen kürzere Produktionszyklen und betriebliche Veränderungen hinzu. Bei den Arbeitnehmerinnern und Arbeitnehmern kommt es durch die sich stets verändernden Rahmenbedingungen bei Projekten und den dadurch resultierenden Überschneidungen ihrer Aufgabenbereiche häufig zu Verwirrungen. Einerseits vereinfacht die Informationstechnologie die Geschäftsprozesse, andererseits verringert der schnelle Wandel und die Vielfalt der Angebote und Möglichkeiten die Kundenbindung (Doppler & Lauterburg, 2008, S. 91).

Organisatorische Veränderungen erzeugen immer eine Art Chaos, welches dadurch bestimmt wird, wie hoch die Anzahl der Variablen sind, die sich gleichzeitig ändern. Aber auch das Ausmaß der Umweltveränderungen bzw. den menschlichen Widerstand. Systeme schaffen ein Zusammentreffen von Prozessen, die extrem schwer vorherzusagen und fast unmöglich zu kontrollieren sind. *Burke und Litwin (1992)* haben mit ihrem Modell eine Methode entwickelt, wie Ursachen organisatorischer Leistung und Veränderungen beschrieben werden können. Dazu nutzen sie das Verständnis über die Funktion einer Organisation und das Wissen, wie Organisationen bewusst verändert werden können (Burke & Litwin, 1992, S.523).

Um in diesem Umfeld zu „überleben", ist ein hochdynamisches und wettbewerbsfähiges Denken erforderlich. Organisatorische Veränderungen sind größtenteils ungeplant und geschehen schrittweise. Es sollte aber ins Bewusstsein gelangen, was diese Veränderungen bewirken und wie damit umzugehen ist. Unüblich sind große Veränderungen. Diese sind nicht alltäglich und beschreiben einen revolutionären Wandel, eine Generalüberholung, wie im sie Fallbeispiel anhand der DRG Einführung in der Abrechnung von Krankheiten erläutert wird. Die meisten Veränderungen geschehen kontinuierlich evolutionär (Burke, 2002, S. 72f.).

1.1 Problemstellung

Die Einführung des DRG Systems durch die deutschen Krankenversicherungen und den Gesetzgeber im Jahre 2004 führten zu einer transformationalen Veränderung der bestehenden Strukturen, revolutionärer Art. Um diese Problematik zu verdeutlichen wird die Einführung des DRG Systems in Deutschland anhand eines Fallbeispiels im Folgenden erläutert, sowie Stärken und Schwächen des Burke-Litwin-Kausalmodells beleuchtet. Die Problemstellung lässt sich wie in Folgender Fragestellung zusammenfassen:

Ist das Burke-Litwin-Kausalmodell dazu in der Lage, die praktische Gestaltung des Change Management Prozesses anhand des Fallbeispiels der Einführung der DRGs zu leisten?

1.2 Zielsetzung

Ziel der vorliegenden Arbeit ist es, ein Fallbeispiel und anhand des Burke-Litwin-Kausalmodells die Auswirkungen zu beschreiben.

Des Weiteren wird der Diskussionsteil dazu genutzt, die praktische Gestaltung von Changemanagement Prozessen zu erläutern, ob diese mit dem beschriebenen Modell möglich ist. Ziel dabei ist, Faktoren heraus zu kristallisieren, die dafür und dagegen sprechen, das Modell anzuwenden.

Im Fazit wird dazu Stellung genommen.

1.3 Aufbau der Arbeit

Der Aufbau der Arbeit gestaltet sich wie folgt:

Zu Beginn steht eine allgemeine Einleitung zur Thematik des Burke-Litwin- Kausalmodells, aber auch das Vorstellen des DRG Systems. Im Anschluss erfolgt die theoretische Vorstellung des Modells, einschließlich der sich im Modell befindlichen Boxen (Dimensionen/Variablen) und deren Bedeutung. Auch werden die Arten der Veränderung dargestellt, wozu die transaktionalen und transformationalen Dimensionen gehören.

Nach der Vorstellung des DRG Systems im Rahmen des Burke-Litwin-Kausalmodells, folgt die Diskussion darüber, inwiefern das Modell dazu in der Lage ist, einen Beitrag für die praktische Gestaltung von Changemanagement Prozessen zu leisten.

Das Fazit fasst danach alle wesentlichen Punkte noch einmal zusammen und schließt die vorliegende Arbeit ab.

2. Das Burke-Litwin-Kausalmodell

Das „Burke Litwin" Modell wurde entwickelt, um Veränderungen und Entwicklungen innerhalb der Organisation zu untersuchen. Es ist ein Bindeglied zwischen dem erweiterten institutionalen Kontext und dem Veränderungsprozess in einer Organisation. Entstanden ist es aus einer Weiterentwicklung von Litwins Gedanken, die mit Studien von Burke und Kollegen ergänzt wurden und daraus das Burke-Litwin-Modell wie in der Abbildung 1 dargestellt, entstehen ließen (Burke & Litwin, 1992, S. 527f.)

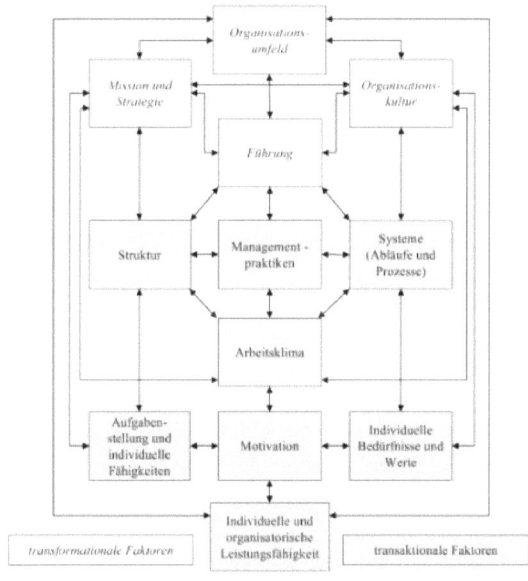

Abbildung 1 Burke-Litwin Strukturmodell für Veränderungsprozesse (Burke, 2002, S.199)

Das Kausalmodell ist durch Pfeile spezifiziert. Dadurch nehmen die einzelnen Variablen direkten Einfluss aufeinander. Das External Environment beschreibt dabei den Input. Die untenstehenden individuelle und organisationale Performance beschreibt den Output. Zudem verbinden in beiden Richtungen, sowohl von oben nach unten und als auch von unten nach oben, die dort genannten Boxen, die Feebackschleifen. Die organisatorische Leistung wirkt sich über ihre Produkte und Dienstleistungen auf die externen Systeme aus. Die organisatorische Leistung kann direkt von der externen Umgebung beeinflusst werden. Die verbleibenden Boxen im Modell repräsentieren den durchgängigen Aspekt der allgemeinen Systemtheorie (Burke & Litwin, 1992, S. 527ff.).

Änderungen jeglicher Art müssen geplant werden und auf ihre Auswirkungen geprüft werden. Das Modell gibt keine Aussage dazu, ob jemand etwas ändern kann. Aussagen können lediglich das relative Gewicht der Veränderungsdynamik vorhersagen. Im Folgenden werden die in der Abbildung dargestellten primären Variablen dargestellt und die wichtigsten Interaktionen zwischen diesen und deren Auswirkung auf die Veränderung erläutert (Burke & Litwin, 1992, S. 528f.).

2.1 Die Variablen des Burke-Litwin-Kausalmodells

Einzelne Faktoren, auch Variablen des Kausalmodells genannt, werden von Burke und Litwin wie folgt beschrieben:

Äußere Umgebung (External Environment)

Die äußere Umgebung beschreibt jede Situation von Extern, die Einfluss auf die Organisation nehmen kann. So beeinflussen beispielsweise neue Gesetze oder Änderungen auf politischer Ebene eine Organisation (Burke & Litwin, 1992, S. 532; Burke, 2018, S. 229ff.).

Mission und Strategie (Mission and Strategy)

Ausgehend von dem Gedanken, dass Mission und Strategie dem Top-Management obliegen und diese dafür zuständig sind, das Beste für die Organisation zu erreichen, stehen diese beiden Variablen für die Effektivität der Organisation und bestimmen dessen Existenz. Dabei ist die eigentliche Mission meist verschriftlicht, das heißt in Richtlinien oder Handlungsanweisungen für jeden einsehbar dokumentiert. Die Strategie hingegen bestimmt, wie einzelne Meilensteine der Mission in einer bestimmten Zeit erreicht werden. Diese wird an die äußere Umgebung jederzeit angepasst (Burke & Litwin, 1992, S. 532; Burke, 2018, S. 229ff.).

Führung (Leadership)

Die Führung beschreibt die allgemeine organisatorische Leitung. Sie ist das Vorbild für alle Arbeitnehmer. Die Führung besteht aus einer Führungsperson und der Managementetage, die ein Verhalten zeigen soll, dass andere ermutigt, etwas zu unternehmen und notwendige Maßnahmen zu ergreifen (Burke & Litwin, 1992, S. 532; Burke, 2018, S. 229ff.).

Organisationskultur (Organization Culture)

Die Organisationskultur beschreibt die Art, wie Dinge in einer Organisation umgesetzt werden. Insgesamt ist es eine Sammlung offener und verdeckter Regeln, Werten und Prinzipien, die die Organisation leiten und das Verhalten bestimmt. Um die Organisationskultur zu verstehen, wird ein Verständnis der Geschichte einer Organisation benötigt. Die Werte und Bräuche des Gründers bilden das Bedeutungssystem für die Organisationssystemsmitglieder (Burke & Litwin, 1992, S. 532; Burke, 2018, S. 229ff.).

Struktur (Structure)

Die Struktur beschreibt die Anordnung von Funktionen und Personen in bestimmten Bereichen und Ebenen von Verantwortungsentscheidungen. Die Autoritäten (Führung, Management) schaffen durch Kommunikation und Erhaltung von Beziehungen eine effektive Umsetzung der Mission und Strategie (Burke & Litwin, 1992, S. 532; Burke, 2018, S. 230f.).

Management Praktiken (Management Practices)

Normale Management Praktiken zeichnen sich dadurch aus, dass alle zur Verfügung stehenden personellen und materiellen Ressourcen genutzt werden, um die Durchführung der Organisationsstrategie zu gewährleisten. Dafür sollten „Untergebene" ermutigt werden, innovative Ansätze für Aufgaben und Projekte zu initiieren (Burke & Litwin, 1992, S. 532; Burke, 2018, S. 229ff.).

System (Systems (Policies and Procedures))

Zu den Systemen gehören standardisierte Richtlinien und Mechanismen, die die Arbeit erleichtern sollen. Dies sind unter anderem die Belohnungs-, Management-, Informations- und Kontrollsysteme (Burke & Litwin, 1992, S. 532; Burke, 2018, S. 229ff.).

Arbeitsklima (Work Unit Climate)

Das Arbeitsklima beschreibt die aktuellen Eindrücke, Erwartungen und Gefühle der Mitglieder der lokalen Arbeitseinheiten. Zudem beschreibt es die Beziehung zu ihrem jeweiligen Vorgesetzten (Burke & Litwin, 1992, S. 532; Burke, 2018, S. 229ff.).

Arbeitsanforderungen und individuelle Fertigkeiten und Fähigkeiten (Task Requirements and Individual Skills / Abilities)

Diese Variable repräsentiert den Mainstream und somit die Organisationspsychologie, in deren sich die einzelnen Mitarbeiter in ihren Abteilungen (zu einem gewissen Grad) für ihre Arbeit verantwortlich fühlen. Bezeichnet wird dieses auch als Job-Person-Match (Burke & Litwin, 1992, S. 532; Burke, 2018, S. 229ff.).

Individuelle Bedürfnisse und Werte (Individual Needs and Values)

Individuelle Bedürfnisse und Werte sind die spezifischen psychologischen Faktoren, die individuellen Handlungen, Gedanken; Begehren oder Werte verleihen. Viele Verhaltensforscher stellen eine Steigerung der Arbeitsleistung bei Angeboten außerhalb des Arbeitsplatzes fest, an denen die Mitarbeiter mitwirken können und positiv konditioniert werden (Burke & Litwin, 1992, S. 533; Burke, 2018, S. 229ff.).

Motivation (Motivation)

Die Motivation ist die individuelle und organisatorische Leistung und damit das Ergebnis oder der Indikator für Anstrengung und Leistung. Erzeugt wird die Motivation durch Leistung, Macht, Zuneigung, Entdeckung und anderen wichtigen menschlichen Eigenschaften innerhalb der Organisation (Burke & Litwin, 1992, S. 533; Burke, 2018, S. 230ff.).

Individuelle und organisatorische Leistung (Individual and Organizational Performance)

Diese Leistungen stellen das Ergebnis oder beschreiben den Indikator für Anstrengung und Leistung innerhalb einer Organisation. Die zusammenfassende Energie, ist eine Energie, die eine Organisation aufbringen kann. Diese Ergebnisse sind messbar und beinhalten unter anderem Produktivität, Kunden- oder Mitarbeiterzufriedenheit, Profit und Service, Qualität, Gehalt und Nutzen, sowie Anerkennung (Burke & Litwin, 1992, S. 533; Burke, 2018, S. 230ff.).

Alles in allem ist zu sagen, dass die einzelnen Variablen des Modells dazu hilfreich sein sollen, um Veränderungsprozesse darzustellen, wie sie in Kapitel 3 verdeutlicht werden. Wichtig dabei ist, verschiedene Handlungsbereiche und deren Beziehungen untereinander genau zu beachten.

2.2 Die transformationale und transaktionale Dimension

Die transformationale Dimension beschreibt die obere Hälfte des in Abbildung 1 darstellten Modells. Dazu gehören das external Environment, Leadership, organizational Culture, individual & organizational Performance, Mission & Strategy. Die Veränderungen in diesem Bereich werden durch die Interaktion mit anderen Umwelteinflüssen verursacht. Dabei handelt es sich meist um große Veränderungen, wie die Einführung einer neuen Technik, neue Gesetze der Regierung oder durch andere Konzerne im Wettbewerb. Zudem fordern Veränderungen in diesem Bereich ein komplett neu überdachtes Verhalten jedes Organisationsmitgliedes, wobei einzelne Mitglieder ihre Umwelt beeinflussen kann. Dadurch werden bestimmte Veränderungen minimiert, beispielsweise durch Lobbyarbeit, oder das Einbringen in Tragebeziehungen. Verdeutlicht wird dieser Einfluss durch die Feedbackschleifen an den äußeren linken und rechten Enden. (Burke & Litwin, 1992, S. 529; Burke, 2018, S. 232f.).

Änderungen in dieser Ebene beschreiben einen Wandel zweiter Ordnung. Dies bedeutet eine einschneidende, paradigmatische Änderung der gesamten Organisation bzw. grundlegender organisationaler Sinnstrukturen auf allen Ebenen. Dabei entsteht ein Bruch mit der Vergangenheit, der eine neue Richtung für die gesamte Organisation vorsieht. Der Wandel wird beschrieben durch seine Mehrdimensionalität, der auf allen Ebenen greift und qualitativer Art ist. Die Organisation wird revolutionär in eine neue Richtung gelenkt, mit Paradigmenwechsel (Levy & Merry, 1986, S. 3f.; Staehle, 1999, S. 900ff.).

Zusammenfassend beziehen sich die Transformationsvariablen auf diejenigen Bereiche, in denen Veränderungen normalerweise durch Interaktionen mit der Umwelt verursacht werden und völlig neue Verhaltensweisen von Seiten der organisatorischen Mitglieder verlangt. Burke und Litwin beschreiben, dass die äußere Umgebung die Faktoren der Mission und Strategie, Führung und Kultur unmittelbar beeinflusst (Martins & Coetzee, 2009, S. 2f.).

Die transaktionale Dimension beschäftigt sich hauptsächlich mit der Art der Veränderung. Dabei beschreibt diese Dimension den schnellsten Weg der Reziprozität, also den gegenseitigen sozialen Austausch zwischen zwei oder mehr Menschen oder Gruppen. Wichtig dabei ist die gegenseitige Hilfestellung, sodass beide Seiten von der Veränderung profitieren. Dazu gehört die untere Hälfte der Abbildung 1 mit Work Unit Climate, Motivation, Task Requirements and Individual Skills/Abilities, Individual and organizational Performance, Individual Needs and Values, Management Practices, Systems, Structure (Burke & Litwin, 1992, S. 529f.; Burke, 2018, S.232f.).

Änderungen in der transaktionalen Dimension beschreiben einen Wandel erster Ordnung und damit eine Modifikation der Organisation ohne Veränderung des grundlegenden organisationalen Sinn- und Bedeutungssystems. Demnach betrifft es weder die Organisationskultur, noch die grundlegenden Prozesse oder Strukturen. Es handelt sich um eine evolutionäre Anpassung bezogen auf einzelne Organisationseinheiten, die in ihrer Komplexität und Intensität überschaubar sind. Dabei enthält der Wandel erster Ordnung eine Beschränkung auf eine einzelne Dimension und Ebene, in quantitativer Art, und geht mit Kontinuität ohne Paradigmenwechsel einher (Levy & Merry, 1986, S. 3f.; Staehle, 1999, S. 900ff.).

Die Transaktionsfaktoren wiederrum werden von den Transformationsfaktoren beeinflusst. Beide Arten von Faktoren beeinflussen die individuelle und organisatorische Leistung und Gesamtwirksamkeit (Martins & Coetzee, 2009, S. 2f.).

3. Die Einführung des DRG – Systems

Changemanagement im Krankenhaus am Beispiel der Einführung des DRG Systems im Jahre 2000 und dessen Auswirkungen auf die Organisation beschrieben anhand des Burke- Litwin- Kausalmodells.

Das 1972 in Kraft getretene Krankenhausfinanzierungsgesetz und die 1973 hinzukommende Bundespflegesatzverordnung sicherte den Krankenhäusern ihre Wirtschaftlichkeit und führte zu einer Expansion des Krankenhaussektors und ebenso zu einer Ausgabensteigerung. Die Finanzierung deckte alle nachgewiesenen Aufwendungen und anfallenden Kosten der Abteilungen. Für das jeweilige Krankenhaus war es kaum möglich Verluste zu machen, da auch eine retrospektive Selbstkostendeckung möglich war. Ab 1. Januar 1996 wurde dieses Gesetz um die Komponenten der Fallpauschalen und Sonderentgelte erweitert, um so einen leistungsorientierten Ansatz einzuführen. Die staatlich festgelegten Vergütungen, die sich hinter den leistungsbezogenen Fallpauschalen verbergen, sollte einen Anreiz zur Wirtschaftlichkeit und Qualitätsverbesserung geben. Dies betraf damals rund 20 bis 25 Prozent aller Krankenhausleistungen. Insgesamt zeigte sich aber dadurch kein positiver Effekt auf die hohen Ausgaben, auch weil die verbleibenden Ausgaben weiterhin über den Pflegesatz berechnet werden konnte, der täglich gezahlt wurde (Rau, 2009, S. 10).

Zur Senkung der Kosten und Deckelung des Budgets sah die Reform der gesetzlichen Krankenversicherung, das GKV - Gesundheitsreformgesetz 2000 vor, dass ab

01.01.2004 ein durchgängiges, leistungsorientiertes und pauschalierendes Vergü-
tungssystem einzuführen sei. Dabei sollen alle voll- und teilstationären Krankenhausleistungen, mit Ausnahme von psychiatrischen und psychosomatischen Ein-
richtungen, über diagnosebezogene Fallpauschalen die Diagnosis Related Groups
kurz DRGs, vergütet werden (Rau, 2009, S. 11; GKV- Spitzenverband, 2017).

3.1 Die Prozessänderungen

Das geltende DRG-basierte Preissystem regelt die Krankenhausvergütung aus-
schließlich auf der Grundlage des Behandlungsfalles. Dabei wird bei der Kalkulation
der landeseinheitlichen DRG-Preise von den Kosten ausgegangen, die im Verlauf
des Behandlungsprozesses, von der Patientenaufnahme, über die Diagnostik und
die Therapie, bis hin zur Entlassung, anfallen. Insofern erscheint es zweckmäßig,
auch die organisatorischen Strukturen des Krankenhauses prozessorientiert zu gestalten. Dabei handelt es sich um eine Erhöhung, vor allem der ökonomischen
Komplexität von Behandlungsprozessen, da sich eine Vielzahl von neuen Möglichkeiten ergibt (Vogd, 2004, S.1f.).

Grundsätzlich muss bedacht werden, ob medizinische Leistungen überhaupt als
Ware im Sinne der Betriebswirtschaftslehre und damit des Changemanagements
gesehen werden können. Auch bei der Einführung der DRGs bestand diese Problematik, Ware wird in Form von Gesundheitsdienstleistungen abzurechnen. Unterschiedliche Formen, wie in den Abteilungen der Rationalisierungsdruck bewältigt
wird, lassen sich zum Teil auch auf die jeweiligen Personalstrukturen zurückführen
(Vogd, 2004, S. 5).

Deutliche Unterscheidungen gibt es im Stationsalltag zwischen den komplizierten
Fallproblematiken und den Routinefällen. Bei den Routinefällen besteht die Gefahr,
dass durch den niedrigen Entgeltbetrag nur noch oberflächlich von den Ärzten un-
tersucht wird. Diese Fälle haben die personelle Knappheit zu überbrücken, erhalten
mitunter weniger Informationen und damit ein erhöhtes Risiko- und Fehlermanage-
ment. Es stellt sich, auch im Hinblick auf die Bearbeitung mithilfe des Burke-Litwin-
Modells die Frage, inwieweit die neue Qualität der Prozesse die Qualität der Kran-
kenhausversorgung als Ganzes beeinflusst (Vogd, 2004, S.7ff.).

Die Anpassungsprozesse an die veränderten finanziellen Rahmenbedingungen zeigen sich in den Kostenstrukturen und der formalen Organisation, bestehend aus
Strategien, Machtverhältnissen und Konkurrenzbeziehungen. Aber auch im Schnitt-
stellenmanagement der Arbeitsteilung zwischen den Berufsgruppen und Fachabtei-
lungen und der Veränderung der Krankenhauskultur (Rau, 2009, S.63f.).

Die Veränderungen im Gesundheitssystem müssen durch sechs Herausforderungen an das Changemanagement möglich gemacht werden:

1. Versorgungsprozesse umstrukturieren

2. Informationstechnologie wirksam nutzen

3. Klinisches Wissen und Fertigkeiten managen

4. Effektive Teams bilden

5. Die Versorgung über Erkrankungs-, Abteilungs-, Organisations- und Zeitgrenzen hinweg koordinieren

6. Messungen der betriebswirtschaftlichen Leistungen & der medizinischen Ergebnisse zur Verbesserung der Versorgung und zur Rechenschaftsdarlegung durchführen

(Busse, Schreyögg & Gericke, 2006, S. 401f.).

3.2 Übertragung auf das Burke-Litwin-Kausalmodell

Übertragend auf das Burke-Litwin-Kausalmodell entspricht die Änderung der Gesetzeslage hin zum DRG Abrechnungssystem, zunächst einer Änderung der äußeren Umgebung. Bezogen auf das Gesundheitswesen hat die Änderung des Gesetzes direkten Einfluss auf die Arbeit der entsprechenden Organisation. Für das Fallbeispiel wird das Dietrich-Bonhoeffer-Klinikum Neubrandenburg exemplarisch genutzt. Es handelt sich um die transformationale Dimension, die sich ändert. Eine revolutionäre Änderung, die alle Dimensionen und Ebenen betrifft (Pflügel, Kreibeck & Keil, 2009, S. 357).

Unmittelbar verbunden mit der äußeren Umgebung ist die Mission und Strategie des Uniklinikums. Die Mission beschreibt die bestmögliche Versorgung der Patienten unter zu Hilfenahme von klinikinternen Leitbildern. Dabei ist das oberste Ziel, die Heilung oder Linderung von Krankheiten und Beschwerden in ethisch korrekten Handlungen. Nicht die Mission ändert sich durch die Gesetzesänderung von 2004, sondern die Strategie um das Ziel zu erreichen. Zuvor stand die Versorgung der Patientinnen und Patienten und die Behandlung, solange sie notwendig war an erster Stelle und zuletzt die Abrechnung der Versorgungsleistung. Die Änderung führte dazu, dass die Aufnahme der Patientinnen und Patienten zunächst eine Einschätzung der Erkrankung verlangt, von welcher die Liegezeit der Patientin oder des Patienten abhängt. Somit beschreibt die Strategie eine möglichst effektive und zeitsparende Behandlung, ohne die Mission zu verletzen. Damit ist eine vermehrte finanzielle und effektive Ausrichtung verbunden (Greiling, 2008, S. 84ff.).

Das System trägt dazu bei, dass bestimmte Richtlinien und Verfahren genutzt werden, um die neue Arbeitsweise zu erleichtern. Zudem gehören Kontrollsysteme, wie etwa bei der Ziel- und Budgetentwicklung und den Standardarbeitsanweisungen. DRG angepasste Richtlinien und Handlungsanweisungen für das Personal werden ebenfalls neu entwickelt. Diese strukturgebenden Maßnahmen obliegen der Führungsebene (Martins & Coetzee, 2009, S.3).

In Wechselwirkung mit der Führungsebene, die für die Mission und Strategie zuständig ist und ständig überprüft und weiterentwickelt wird, steht in dieser Variablen die Aufgabe der Übermittlung der Änderung an die unteren Ebenen an. Die Führung delegiert die Aufgabenstellung, dass die Patientinnen und Patienten in DRGs berechnet werden müssen, an das zuständige Personal. Zudem sorgt die Führung dafür, dass alle Mitarbeiterinnen und Mitarbeiter dem Aufgabenpool angemessene Schulungen erhalten. Außerdem ist es Aufgabe, jährlich die Effizienz der angewendeten DRGs zu überprüfen, um eine Finanzübersicht zur Wirtschaftlichkeit des Krankenhauses zu erhalten. Das damit verbundene System benötigt Richtlinien und Verfahren, die die Umstellung auf das DRG System möglich machen. Diese erhält es einerseits durch das vorliegende Gesetz, andererseits durch die Führungsebene, die effizient genug sein muss, Richtlinien vorzugeben, die zum einen zur Fokussierung auf medizinische Stärken zu fördern, zum anderen innovative Strukturen, wie die Bildung von Zentren, Kooperationen und Netzwerken schafft (Debatin & Terrahe, 2009, S. 18).

Auch die Organisationskultur ist von den Veränderungen betroffen, im Fallbeispiel des Klinikums gibt es Änderungen in Form von Erneuerungen bei gleichbleibendem Wunsch und Wertvorstellung nach bestmöglicher medizinischer und pflegerischer Patientenversorgung. Die Erneuerungen betreffen besonders den Bereich der Zeit, da die durch die DRGs vorausgesagten Verweildauern Maßstäbe bilden, die von der Führungsebene ungern überschritten gesehen werden. In den unteren Ebenen führt dieses allerdings zu Arbeitsverdichtung und Leistungsdruck, bei teilweise ethisch zweifelhafter Arbeitsweise (Alberty & Franz, 2009, S. 17).

Zuvor war das Arbeitstempo ruhig und angepasst. Nun ist es hektisch und führt bei spürbarer Leistungsverdichtung und finanziellen Einsparungen vor allem zum Personalabbau bei den Pflegekräften, wodurch die gesamte Organisationskultur von Zeitdruck geprägt ist. Die Führungsebene und den Gesetzgeber fordert gleichbleibende Versorgungsqualität. Damit ist der Zusammenhang zwischen der Organisationskultur, mit seinem aktuell und durch die DRG mitverursachtem hohen Stresslevel zu den Managementpraktiken, die ihrerseits mehr und mehr Effizienz und Umsatz erwarten, hin zu der Struktur, die durch Personalabbau und kürzeren Verweildauern der Patientinnen und Patienten dem Ganzen nichts Positives entgegengehalten werden kann dargestellt. Die Struktur fördert durch die kürzeren Verweildauern und die sich jährlich ändernden DRG Katalogen ein erhöhtes Stresslevel und hohen Leistungsdruck (Tecklenburg, 2009, S. 18; Greiling, 2008, S. 85ff.).

Verbesserungen kann es durch die innovativen Ansätze bei den Management-Praktiken geben, die Forderungen nach Verbesserungen der DRGs bei Pflegekräften und Ärzten hervorheben könnten und diese ausarbeiten. Andererseits fordern diese eine Effizienz des Krankenhauses, bei jährlichem positiven Umsatz (Rau, 2009, S. 14).

Der Wechsel der unmittelbaren Arbeitsbedingungen hat Auswirkungen im negativen Sinne auf das Arbeitsklima, in Form von höherem Stresslevel, höherer Gereiztheit und Unzufriedenheit. Dadurch wird die individuelle Motivation negativ beeinflusst. Individuelle Motivation, die von der Führung und dem Management geforderte Versorgungsqualität kann nicht mehr gewährleistet werden. Demnach ist die Einführung der DRGs mit einer kürzeren Verweildauer nicht dazu geeignet, Patientinnen und Patienten wie zuvor nach den eigens gesetzten Maßstäben und/ oder Vorgaben individuell zu pflegen (Rau, 2009, S. 14).

Die individuelle Leistung jedes Einzelnen in der Organisation kann am Beispiel der DRGs nicht berücksichtigt werden (Bauer & Bartkowski, 2007, S.15).

Für das Pflegepersonal können lediglich Einschätzungen getroffen werden. Eine individuelle Leistung kann weitestgehend erbracht werden. Allerdings in den letzten Jahren mit deutlichen Qualitätseinbußen und Fragen nach ethischer Korrektheit, welche mit Sicherheit zu Beginn der Einführung des DRG Systems nicht bekannt waren, oder bestimmt hätten können. Trotzdem, ausgehend von der Situation, ist die Abrechnung der pflegerischen Leistung im DRG System nur unzureichend und kann nicht berücksichtigt werden. Bei der Ärzteschaft hingegen hat sich wenig verändert. Die DRGs rechnen jeden Eingriff ab den die Ärzte erbringen. Jedoch ist der Wettbewerb größer geworden durch die nun vorherrschende Leistungstransparenz. Abzuleiten daraus ist, dass sich das Arbeitsklima im interdisziplinären Team negativem Stress, sogenanntem Distress, aussetzt, da einerseits Leistungen anerkannt werden, andererseits diese missachtet werden. Es herrscht ein Ungleichgewicht. Dies hat bei allen Berufsgruppen zur Folge, dass der erhöhte Druckaufbau bei nicht Erreichen der Forderungen der Führungsebene zum Jahresende, die Motivation sinken lässt (Vogd 2005, S. 17).

Individuelle Bedürfnisse, sowie Werte und Leistung innerhalb eines Teams können im Rahmen der Einführung der DRGs nicht ermittelt werden, da dazu die Vielfalt zu verstreut ist und die Individualität in diesem nicht erfassbar ist. Zusammenfassend bleibt der erhöhte Leistungsdruck, veränderte Richtlinien und Handlungsanweisungen bei sich verändernder Organisationskultur über die Zeit (Martins & Coetzee, 2009, S. 3f.).

Der Veränderungsdruck, der auf den Krankenhäusern in Deutschland liegt ist enorm hoch. Die DRG-basierte Finanzierung intensiviert spürbar die Wettbewerbsdynamik zwischen den einzelnen Kliniken, fordert auf der anderen Seite aber auch eine massive Anpassung, unter anderem auch mit existentiellen Fragen. Die Fülle um Komplexität der dabei zu bewältigenden Aufgaben lässt sich nicht bis ins kleinste Detail zusammenfassen. Die Erläuterungen geben dafür einen kleinen Einblick und machen deutlich, dass das Burke-Litwin-Modell dazu befähigen kann, Veränderungen strukturiert zu bestimmen und Handlungen daraus abzuleiten (Schubert, 2006, S.414).

Die Anordnung die der Optimierung unterliegenden Punkten geschieht nach einer zeitlich-thematischen Reihenfolge. Dabei steht nach der Einführung der DRGs von außerhalb, die Sicherstellung finanzieller Spielräume, die Aufgaben der Führung und des Managements. Anschließend folgt die Ausrichtung des Leistungsspektrums. Dazu gehören Fort- und Weiterbildung der Mitarbeiter, aber auch der Zusammenschluss von Krankenhäusern, ebenfalls eine Aufgabe der Führungseben und des Managements. Auch treffen diese Dimensionen/Variablen Entscheidungen über Maßnahmen zur Kostenreduzierung, bzw. Erlösoptimierung. Dies führt zu einem negativen Arbeitsklima, sodass mittel- und langfristig attraktive und erreichbare positive Perspektiven eröffnet werden sollten, um das Arbeitsklima nicht vollständig zu zerstören (Schubert, 2006. S.415).

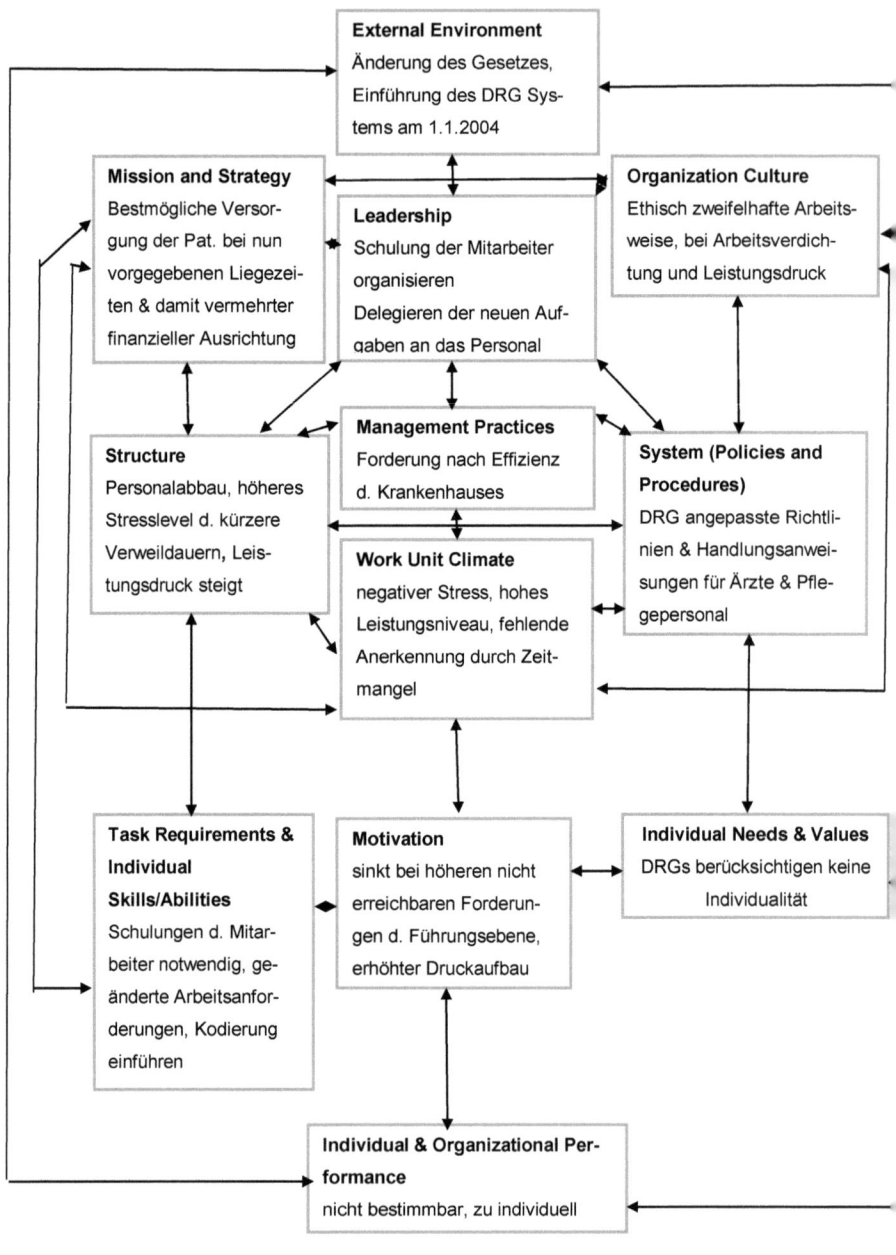

External Environment
Änderung des Gesetzes, Einführung des DRG Systems am 1.1.2004

Mission and Strategy
Bestmögliche Versorgung der Pat. bei nun vorgegebenen Liegezeiten & damit vermehrter finanzieller Ausrichtung

Leadership
Schulung der Mitarbeiter organisieren
Delegieren der neuen Aufgaben an das Personal

Organization Culture
Ethisch zweifelhafte Arbeitsweise, bei Arbeitsverdichtung und Leistungsdruck

Structure
Personalabbau, höheres Stresslevel d. kürzere Verweildauern, Leistungsdruck steigt

Management Practices
Forderung nach Effizienz d. Krankenhauses

System (Policies and Procedures)
DRG angepasste Richtlinien & Handlungsanweisungen für Ärzte & Pflegepersonal

Work Unit Climate
negativer Stress, hohes Leistungsniveau, fehlende Anerkennung durch Zeitmangel

Task Requirements & Individual Skills/Abilities
Schulungen d. Mitarbeiter notwendig, geänderte Arbeitsanforderungen, Kodierung einführen

Motivation
sinkt bei höheren nicht erreichbaren Forderungen d. Führungsebene, erhöhter Druckaufbau

Individual Needs & Values
DRGs berücksichtigen keine Individualität

Individual & Organizational Performance
nicht bestimmbar, zu individuell

Abbildung 2 Anwendung des Burke-Litwin-Kausalmodells auf die Einführung des DRG Systems (Eigene Darstellung)

4. Diskussion

Die Anwendung des Burke-Litwin-Kausalmodells auf die Einführung des DRG Abrechnungssystems macht deutlich, dass es sich dabei um einen radikalen transformationalen Wandel zweiter Ordnung handelt, der sich revolutionär gestaltet. Das Klinikum, wie im Beispiel benannt, muss mit neuen Anforderungen der Dokumentation, innerbetrieblichen Kosten- und Leistungsrechnungen zurechtkommen (Rau, 2009, S. 25f.).

Dabei handelt der Gesetzgeber lediglich mit leistungsgerechtfertigter Intervention, allerdings nicht mit den dazu passenden Finanzmittelausstattungen. Das Kausalmodell zeigt anhand der Änderung der Strategie den erhöhten Aufwand auf, die fehlende Finanzmittelausstattung kann nicht abgebildet werden. Dennoch ist die Möglichkeit gegeben, auch zukünftig Veränderungen an diesem System abzubilden, da es sich bei dem DRG System um ein lernendendes System mit andauernden transaktionalen und transformalen Änderungen handelt. Jährlich wird dieses vom Gesetzgeber vorgenommen, aber auch durch das Personal gefordert (Rau, 2009, S. 29).

Das Modell stellt heraus, wie sich das Verhalten der Führung auf die Beschäftigten auswirkt. Durch die großen Veränderungen in den ersten Jahren kommt es zu einem Widerspruch, der die Beschäftigten daran zweifeln lässt, dass die Führung weiß, wie sie die Anforderungen zu bewältigen kann. Die Art und Weise des Change war nicht effizient und kongruent (Schönwald, 2007, S. 32).

Das Modell schafft einen konzeptionellen Rahmen, der die Beziehungen untereinander beschreibt, wie im Fallbeispiel die Verbindung von Struktur mit dem höheren Stresslevel und dem Personalabbau, wodurch sich das Arbeitsklima negativ verändert. Die Beziehungen werden zwischen verschiedenen Merkmalen der Organisation dargestellt. Unter Berücksichtigung der Komplexität von organisatorischen Phänomenen und Änderungsmodellen, liefert das Burke-Litwin-Kausalmodell eine Einordnung der wichtigsten organisatorischen Dimensionen (Martins & Coetzee, 2009, S. 2).

Außerdem dient es als Leitfaden für eine Datensammlung und kann Veränderungen diagnostizieren, planen und managen. Erkennbar ist auch im Fallbeispiel die Problematik auf Ebene der Mitarbeiter, die durch die Einführung des DRG Systems aus ihrer gewohnten Arbeitsumgebung heraus neue Aufgaben erhalten und sich schnell an das neue System gewöhnen und damit arbeiten müssen. Diese organisatorischen Phänomene können verstanden werden und die organisatorische Leistung kann insgesamt verbessert werden, durch das Eingreifen in die problematischen Ebenen (Martins & Coetzee, 2009, S. 2f.).

Voraussagen lässt sich mit dem Modell, die Konsequenzen für Verhalten und Leistung. Dabei handelt es mit der Ursache, der Änderung der Gesetzeslage zum DRG System, also den organisatorischen Bedingungen und der Wirkung, revolutionärer Wandel innerhalb der Organisation mit bedeutsamen Änderungen auf personeller Ebene, der resultierenden Leistung (Martins & Coetzee, 2009, S. 2f.).

Fehlend in dem Modell ist die Dimension der Ausrüstung und der Werkzeuge, die für die Arbeit notwendig sind, sowie die Bewertungschance für die verfügbaren Technologien. Im Fallbeispiel würde das verwendete Computersystem, oder die Dokumentation mit in die Veränderung fallen. Zudem wird die Arbeitsumgebung in der Einrichtung nicht bedacht. Dabei fehlen beispielsweise Büros, Cafeteria, Freizeiteinrichtungen etc. für das Personal, was Auswirkungen auf das Arbeitsklima hat (Martins & Coetzee, 2009, S3).

Die Studie von *Spangenberg und Theron (2013)* bestätigt, dass sich das Burke-Litwin-Modell vor dem Hintergrund signifikanter Änderungen im externen Umfeld stellt und sich neue Entwicklungen und Änderungen in der Unternehmensführung ergeben müssen. Dazu gehört, laut den Autoren, eine logische Strukturierung, ohne einem bestimmten Führungsparadigma unterworfen zu sein. Außerdem wird die Strategiedimension angepasst und Reengineering von Geschäftsprozessen ersetzt. Zudem besitzt das adaptierte Modell externe Kontextfaktoren die es umgeben und systematisch die Interaktion zwischen Führung und der äußeren Umgebung betreiben. Diese dynamischen Faktoren entsprechen der globalen Vernetzung. Wie im Fallbeispiel des Klinikums betont wird, liegt der Fokus der DRG Einführung in der Leistungs- und der Effektivitätsüberprüfung des Krankenhauses und damit der einzelnen Mitarbeiterinnen und Mitarbeiter. Im Rahmen der Studie wurde das Modell erweitert um den Punkt der „Ergebnisse von Führung", der Leistung und Effektivität auf organisatorischer und individueller Teamebene (Spangenberg & Theron, 2013, S. 45ff.).

Fehlend im Modell von Burke und Litwin sind entsprechende äußere Faktoren, die zur Unterstützung eingesetzt werden können. Das Modell beschränkt sich auf die Organisation und die darin enthaltenen Dimensionen/Variablen. Im Fallbeispiel der DRG Einführung ist die vorläufige Lösung der Problematik, die Einführung eines Fallmanagers, welcher zur Fehlerreduzierung und Kompensation ärztlicher Res-

sourcen eingesetzt wird. Damit werden medizinische, technische und betriebswirt-
schaftliche Arbeits- und Versorgungsprozesse miteinander verbunden und von einem Mitarbeiter innerhalb der internen Abteilungen und externen Netzwerke koordi-
niert (Pflügel, Kreibeck & Keil 2009, S. 375ff.).

Die Studie von *Di Pofi (2002)* berichtet darüber, dass das Burke-Litwin-
Kausalmodell zur Durchführung von Organisationsdiagnostik sehr gut geeignet ist
und sich auf die Organisation mit zahlreichen Veränderungen beziehen lässt. Des
Weiteren wird durch die Studie auf die verborgene Kommunikationsvariable auf-
merksam gemacht, die in ihrer Notwendigkeit betont werden muss (Di Pofi, 2002, S.
166f.).

Dadurch, dass die Komplexität von Änderungsmodellen und organisatorischen Phänomenen zum Teil berücksichtigt werden, ist das Burke-Litwin-Modell hilfreich, um
die wichtigsten organisatorischen Dimensionen zu steuern und Datendiagnose und -
sammlung zu unterstützen (Baker & Maddux, 2005, S. 50; Baruch & Ramalho,
2006, S. 55; Cummings & Worley, 2005, o.S.; Lee & Brower, 2006, S.160ff.).

Problematisch dargestellt wird von *Dana (2004)* die Komplexität des Burke-Litwin-
Modells mit seinen vorgestellten Variablen. Wenn alle zwölf Variablen jedes Mal von
professionellen Changemanagern verwendet würden, wäre dies zu zweitaufwendig
und daher zu teuer (Dana, 2004, S. 154f.).

Cummings und Worley (2005) gehen von der Annahme aus, dass das Modell den
am besten geeigneten Rahmen bietet, der dazu beiträgt, verschiedenste Beziehungen zwischen den Merkmalen einer Organisation, sowie deren Wirksamkeit und ihrem Kontext zu beschreiben (Cummings & Worley, 2005, o.S.).

Das Burke-Litwin-Modell ist dazu in der Lage, den organisatorischen Aufbau von
Kapazitäten zu erfassen und dessen Bedeutung zu erklären, so wie es im Fallbeispiel deutlich wird. Dabei dient das Modell als umfassender Rahmen, um zu verstehen, wie Funktionen einer Krankenhausorganisation effizienter werden können. Außerdem erleichtern die Dimensionen das Erkennen von Kapazitätsfaktoren, die noch
effizienter genutzt werden können, oder bereits ausgenutzt sind (Lee, et.al.,2013,
S.21).

Ein großer weiterer Vorteil des Modells ist seine Fähigkeit, die Bedeutung und die
Unterscheidung zwischen transformationaler und transaktionaler Führung zu erklären. Eine klare Darstellung des transformational – transaktionalen Paradigmas er-
möglicht ein fundiertes Verständnis des Unterschieds zwischen Führung und Management (Spangenberg & Theron, 2013, S. 30f.).

Die Ausführung der Auswirkungen für den gesellschaftlichen Kontext kann im Rahmen des Modells nicht beurteilt werden, bzw. stellt keine Dimension/Variable im Modell dar (Vogd, 2004, S. 1).

5. Fazit

Es wird für die Zukunft ein größeres Verständnis von Changemanagement und dessen Auswirkungen auf eine Organisation nötig sein, da sich die Umgebungsfaktoren momentan schneller ändern, als die meisten Organisationen. Der Grund dafür liegt in dem klaren und gegenwärtigen Bedürfnis nach einer größeren Tiefe des Verständnisses des organisatorischen Wandels.

Die Tatsache, dass aktuelle und zukünftige Veränderungen in den externen Umgebungen der Organisationen ablaufen, muss sicherstellen, dass Führungskräfte der Organisationen die Art dieser Veränderungen auf ihren jeweiligen Marktplätzen und im Rahmen der Globalisierung ständig beobachten. Anders als vor einigen Jahrzehnten ändert sich die äußere Umgebung heutzutage viel schneller als die Organisationen selbst. Die Organisationen werden auch in Zukunft in einer Aufholjagd gefangen sein, in der sie dem Umgebungswandel „hinterherlaufen". Für die Manager ist dabei von enormer Bedeutung, dass sie theoretisches Wissen, gerade auch das wie hier vorgestellte Modell zu besitzen, um damit die Theorie und die Praxis zu verbinden (Burke, 2017, S.1; Schönwald, 2007, S.60).

Das Burke-Litwin-Kausalmodell eignet sich als bequeme Kurzschreibweise zum Identifizieren und Erklären mehrerer wichtiger organisatorischer Phänomene, welche die Leistung und Gesamteffektivität der Organisation beeinflussen (Martins & Coetzee, 2009, S.6).

Des Weiteren bietet es einen nützlichen Rahmen für die Diagnose und Planung von Veränderungen aus einer multidimensionalen Systemperspektive. Das Modell ist dazu in der Lage einer Organisation ein gültiges, genaues und klares Faktorenbild zu liefern (Martins & Coetzee, 2009, S. 11).

Mit dem Modell lassen sich alle relevanten Gruppen abbilden. Allerdings ist es nicht für alle diagnostischen Verfahren geeignet, da zum großen Teil soziale Kontexte fehlen, die die Effektivität der Organisation bestimmen. Des Weiteren gibt es eine vorherrschende Einschränkung, die darin besteht, dass die Wechselwirkungen der äußeren Umgebung nicht gründlich genug erklärt werden bzw. nicht alle Veränderungen durch externe Umgebungen vorangetrieben werden. (Martins & Coetzee, 2009, S. 12).

Das Modell hilft Veränderungssituationen zu bestimmen und die Art der Veränderung, ob transaktional oder transformierend, zu bestimmen. Abgeleitete Interventionen sind auf die Faktoren der Organisation genau anpassbar. Die Konzentration des Modells liegt in erster Linie in der Betonung der individuellen Rolle innerhalb einer Dimension/Variablen (ebd., S.3).

Im Fokus muss die Neuorganisation von traditionell gewachsenen Aufbau- und Ablauforganisationen für die Zukunft stehen. Dabei ist es unumgänglich, eine gute Kommunikationskultur zwischen den einzelnen Berufsgruppen aufzubauen. Die Diskussion im vorherigen Kapitel zeigt, dass selbst mit klar definierten Inhaltsvariablen, wie sie in dem Modell vorhanden sind, die Ursache der organisatorischen Probleme nicht immer vollständig zu lösen sind, da sie über das Offensichtliche hinausgehen (Di Pofi, 2002, S.165).

Das Burke-Litwin-Modell bietet eine klare Erklärung der Verknüpfungen. Es zeigt die Wirkung-und-Ursachen-Beziehung zwischen der internen und externen Umgebung einer Organisation. Unterscheidet den Unterschied zwischen der Funktion der transaktionalen und transformatorischen Dynamik in organisatorischem Wandel und Verhalten. Die Forscher sind sich einig, dass bei der Durchführung einer organisatorischen Diagnose der Effektivität einer Organisation diese aus der Perspektive eines Systems betrachtet werden muss, indem ein multidimensionaler Ansatz verwendet wird. Ein solcher Ansatz ist hilfreich, um die Effektivität und Leistung der gesamten Organisation zu bestimmen. Burke-Litwin ist daher ein konzeptioneller Rahmen, der zur Beschreibung der vielfältigen organisatorischen Merkmale und der Effektivität und des Kontexts der Organisation verwendet werden kann (Cummings & Worley, 2005).

Insgesamt sind die Stärken des Burke-Litwin-Kausalmodells:

Das Modell integriert viele wichtige Änderungsfaktoren, wobei die externe Umgebung den Hauptfaktor, wenn auch nicht unbedingt den Ausgangspunkt kennzeichnet. Es existieren Hierarchien und Kausalität zwischen den Dimensionen/Variablen. Zudem unterscheidet das Modell zwischen einer Reihe von Variablen, die von einem Organisationsklima beeinflusst werden und solchen, die von der Unternehmenskultur beeinflusst werden.

Die Nachteile bilden die Komplexität des Modells bei vorhandener erheblicher Vereinfachung der Realität. Zudem können einige organisatorische Veränderungen eher durch die Führung oder durch interne Faktoren ausgelöst werden, als durch das äußere Umfeld. Schlussendlich fehlt dem Modell die Dimension/Variable der Kommunikation.

Zudem kann festgehalten werden, dass die Kommunikation im Burke-Litwin-Modell überhaupt nicht erwähnt wird. Des Weiteren kann dies darauf hindeuten, dass die Interaktion und Kommunikation zwischen Management und Mitarbeiterinnen und Mitarbeitern darunter leidet (Di Pofi, 2002, S.165).

Zusammenfassend kann gesagt werden, dass die Kommunikation im Burke-Litwin Modell überhaupt nicht erwähnt wird. Dadurch kann die Interaktion und Kommunikation zwischen Management und Mitarbeiterinnen und Mitarbeitern leiden (Di Pofi, 2002, S.165).

Daher sollte das Modell zukünftig um die zuletzt beschriebene Dimension/Variable der Kommunikation ergänzt werden und moderne Elemente der Globalisierung und des Führungsmanagements aufnehmen. Dabei ist darauf zu achten, dass sich diejenigen die Dimensionen/Variablen anzuschauen, die maßgeblich an der Veränderung beteiligt sind, um die Komplexität des Modells in einem übersichtlichen Rahmen zu erhalten und somit Verwirrungen oder erhöhten Arbeitsaufwand vermeiden.

Literaturverzeichnis

Alberty, J. & Franz, D. (2006). HNO- relevante Änderungen des Perations- und Prozedurenschlüssels (OPS) ab 2006. In: F. Rau (Hrgs.) *Auswirkungen der DRG-Einführung in Deutschland. Standortbestimmung und Perspektiven* (1. Auflage) (S. 174-205). Stuttgart: Kohlhammer Verlag.

Baker, G & Maddux, H. (2005). Enhancing organizational performance. *SAM Advanced Management Journal 70* (4), 43–60.

Baruch, Y. & Ramalho, N. (2006). Commonalities and distinctions in the measurement of organizational performance. *Nonprofit and Voluntary Sector Quarterly 35* (1), 39–65.

Behrendt, I., König, H.-J., Krystek, U. (Hrsg.) (2009). *Zukunftsorientierter Wandel im Krankenhausmanagement.* Berlin Heidelberg: Springer Verlag.

Burke, W. W. (2018). *Organization change. Theory and practice. Fifth edition.* Kalifornien: SAGE Publications, Inc.

Burke, W. W., Litwin, G. H. (1992). A Causal Model Of Organizational Performance and Change. *Journal of Management 18* (3), 523-543.

Busse, R., Schreyögg, J. & Gericke, C. (2006). *Management im Gesundheitswesen.* Heidelberg: Springer Medizin.

Chawane, T., Van Vuuren, L.J., & Roodt, G. (2003). Personal change as a key determinant of the outcomes. *Journal of Human Resource Management 1* (3), 62–76.

Cummings, T & Worley, C (2005). *Organisation development and change.* Mason: Thomson South Western.

Dana, J. (2004). Organizational change models to the implementation of quality standard requirement. *Quality & Reliability Management journal 21* (2), 154 – 174.

Debatin, J.F., Terrahe, M. (2004). Wachstum durch Innovation im DRG- Zeitalter. In: F. Rau (Hrgs.) *Auswirkungen der DRG-Einführung in Deutschland. Standortbestimmung und Perspektiven* (1. Auflage) (S. 278-300). Stuttgart: Kohlhammer Verlag.

Doppler, K. & Lauterburg, C. (2008). *Change Management. Den Unternehmenswandel gestalten* (12. Auflage) Frankfurt: Campus Verlag.

Greiling, M. (2008). *Strategisches Management im Krankenhaus. Methoden und Techniken zur Umsetzung in der Praxis.* Stuttgart: Kohlhammer Verlag.

Jackie A, Di (2002). Organizational diagnostics, *Journal of Organizational Change Management 15* (2), 156-168.

Lee, D. & Brower, R. (2006). Pushing the envelope on organisational effectiveness. Public *Performance & Management Review 30* (2), 155–178.

Lee, C. B., Chen, M. S., Powell, M. J. & Chu, C. M.-Y. (2013). Organisational Change to Health Promoting Hospitals: A Review of the Literature. *Springer Science Reviews, 1* (1-2), 13–23.

Martins, N., Coetzee, M. (2009). Applying the Burke–Litwin model as a diagnostic framework for assessing organisational effectiveness. *SA Journal of Human Resource Management 7* (1), 1-13.

Rau, F. (2009). *Auswirkungen der DRG-Einführung in Deutschland. Standortbestimmung und Perspektiven* (1. Auflage). Stuttgart: Kohlhammer Verlag.

Vogd, W. (2004). Ärztliche Entscheidungsprozesse des Krankenhauses im Spannungsfeld von System- und Zweckrationalität: eine qualitativ rekonstruktive Studien In: F. Rau (Hrgs.) *Auswirkungen der DRG-Einführung in Deutschland. Standortbestimmung und Perspektiven* (1. Auflage) (S. 16-17 & 125). Stuttgart: Kohlhammer Verlag.

Schubert HJ. (2006) Change Management in Krankenhäusern. In: R. Busse, J. Schreyögg, C. Gericke (Hrgs.) *Management im Gesundheitswesen.* Berlin, Heidelberg: Springer Verlag.

Spangenberg, H., Theron, C. (2013). A critical review of the Burke-Litwin model of leadership, change and performance. *Journal of the Southern African Institute for Management Scientists 22* (2), 29–48.

Spitzenverband Deutscher Krankenversicherungen (2018). Abgerufen am 15.06.2018 von https://www.gkv-spitzenver-en_und_antworten_drg.jband.de/krankenversicherung/krankenhaeuser/drg_syste m/fragen_und_antworten_drg/fragsp

BEI GRIN MACHT SICH IHR WISSEN BEZAHLT

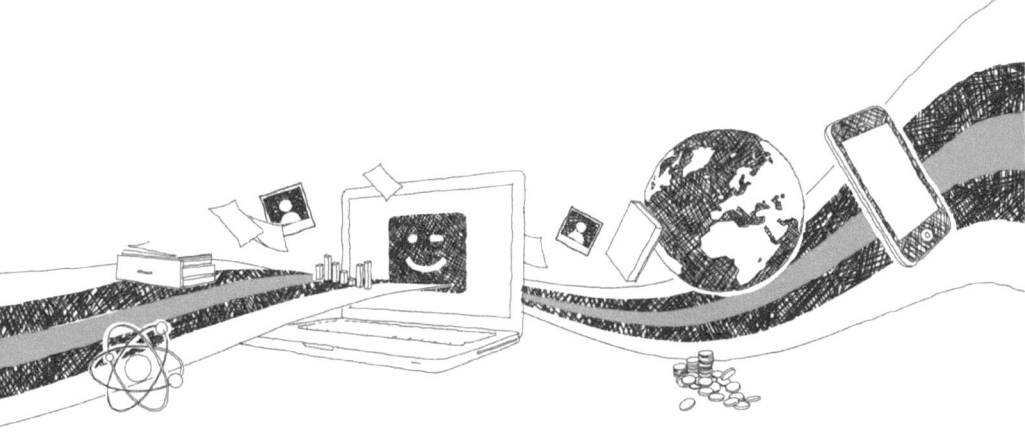

- Wir veröffentlichen Ihre Hausarbeit,
  Bachelor- und Masterarbeit

- Ihr eigenes eBook und Buch -
  weltweit in allen wichtigen Shops

- Verdienen Sie an jedem Verkauf

Jetzt bei www.GRIN.com hochladen
und kostenlos publizieren

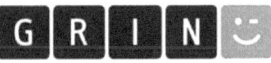